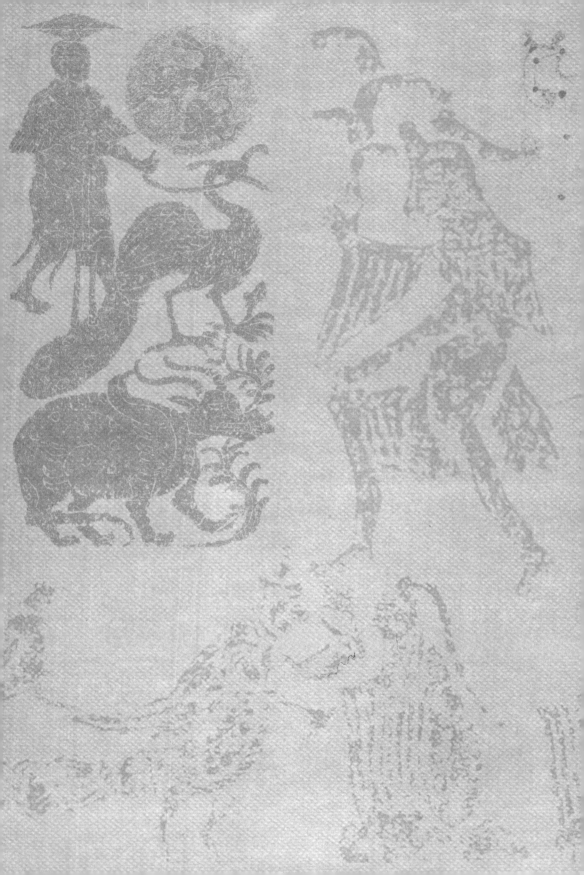

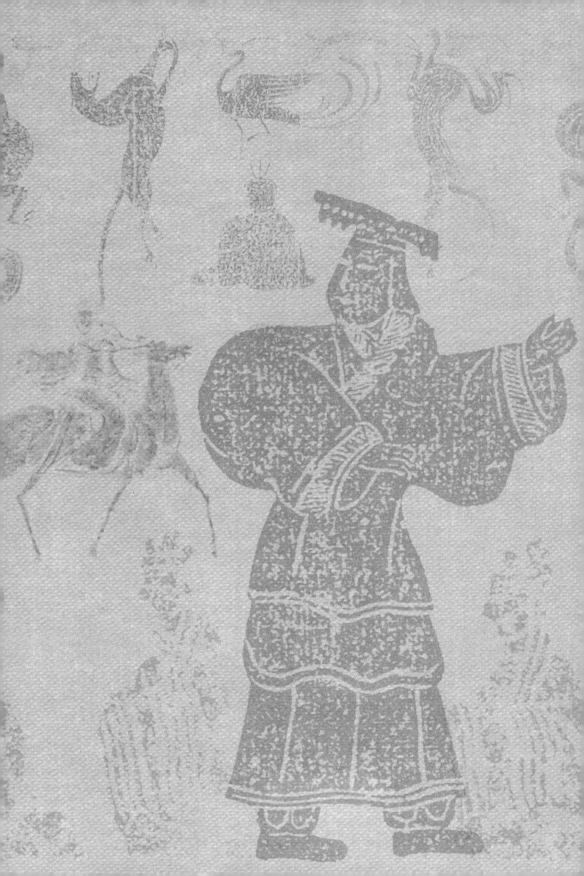

中国古医籍整理丛书

咽　喉　论

清·逯南轩　辑

杜　鹃　校注

中国中医药出版社

·北　京·

图书在版编目（CIP）数据

咽喉论/（清）逯南轩辑；杜鹃校注. —北京：
中国中医药出版社，2015. 12（2023.5重印）
（中国古医籍整理丛书）
ISBN 978 - 7 - 5132 - 2971 - 5

Ⅰ.①咽⋯　Ⅱ.①逯⋯　②杜⋯　Ⅲ.①中医五官
科学－耳鼻咽喉科学－中国－清代　Ⅳ.①R276.1

中国版本图书馆 CIP 数据核字（2015）第 290176 号

中国中医药出版社出版

北京经济技术开发区科创十三街 31 号院二区 8 号楼
邮政编码　100176
传真　010 - 64405721
廊坊市祥丰印刷有限公司印刷
各地新华书店经销

开本 710×1000　1/16　印张 3.75　字数 22 千字
2015 年 12 月第 1 版　2023 年 5 月第 2 次印刷
书号　ISBN 978 - 7 - 5132 - 2971 - 5

定价　15.00 元
网址　www. cptcm. com

服 务 热 线　010 - 64405510
购 书 热 线　010 - 89535836
维 权 打 假　010 - 64405753

微信服务号　zgzyycbs
微商城网址　https：//kdt. im/LIdUGr
官 方 微 博　http://e. weibo. com/cptcm
天猫旗舰店网址　https://zgzyycbs. tmall. com

如有印装质量问题请与本社出版部联系（010 - 64405510）

国家中医药管理局
中医药古籍保护与利用能力建设项目
组织工作委员会

主 任 委 员 王国强

副 主 任 委 员 王志勇　李大宁

执 行 主 任 委 员 曹洪欣　苏钢强　王国辰　欧阳兵

执行副主任委员 李 昱　武 东　李秀明　张成博

委　　　　　员

各省市项目组分管领导和主要专家

    （山东省）武继彪　欧阳兵　张成博　贾青顺

    （江苏省）吴勉华　周仲瑛　段金廒　胡 烈

    （上海市）张怀琼　季 光　严世芸　段逸山

    （福建省）阮诗玮　陈立典　李灿东　纪立金

    （浙江省）徐伟伟　范永升　柴可群　盛增秀

    （陕西省）黄立勋　呼 燕　魏少阳　苏荣彪

    （河南省）夏祖昌　刘文第　韩新峰　许敬生

    （辽宁省）杨关林　康廷国　石 岩　李德新

    （四川省）杨殿兴　梁繁荣　余曙光　张 毅

各项目组负责人

    王振国（山东省）　王旭东（江苏省）　张如青（上海市）

    李灿东（福建省）　陈勇毅（浙江省）　焦振廉（陕西省）

    蔡永敏（河南省）　鞠宝兆（辽宁省）　和中浚（四川省）

项目专家组

顾　问　马继兴　张灿玾　李经纬

组　长　余瀛鳌

成　员　李致忠　钱超尘　段逸山　严世芸　鲁兆麟
　　　　郑金生　林端宜　欧阳兵　高文柱　柳长华
　　　　王振国　王旭东　崔　蒙　严季澜　黄龙祥
　　　　陈勇毅　张志清

项目办公室（组织工作委员会办公室）

主　任　王振国　王思成

副主任　王振宇　刘群峰　陈榕虎　杨振宁　朱毓梅
　　　　刘更生　华中健

成　员　陈丽娜　邱　岳　王　庆　王　鹏　王春燕
　　　　郭瑞华　宋咏梅　周　扬　范　磊　张永泰
　　　　罗海鹰　王　爽　王　捷　贺晓路　熊智波

秘　书　张丰聪

前 言

中医药古籍是传承中华优秀文化的重要载体，也是中医学传承数千年的知识宝库，凝聚着中华民族特有的精神价值、思维方法、生命理论和医疗经验，不仅对于传承中医学术具有重要的历史价值，更是现代中医药科技创新和学术进步的源头和根基。保护和利用好中医药古籍，是弘扬中国优秀传统文化、传承中医学术的必由之路，事关中医药事业发展全局。

1949 年以来，在政府的大力支持和推动下，开展了系统的中医药古籍整理研究。1958 年，国务院科学规划委员会古籍整理出版规划小组在北京成立，负责指导全国的古籍整理出版工作。1982 年，国务院古籍整理出版规划小组召开全国古籍整理出版规划会议，制定了《古籍整理出版规划（1982—1990）》，卫生部先后下达了两批 200 余种中医古籍整理任务，掀起了中医古籍整理研究的新高潮，对中医文化与学术的弘扬、传承和发展，发挥了极其重要的作用，产生了不可估量的深远影响。

2007 年《国务院办公厅关于进一步加强古籍保护工作的意见》明确提出进一步加强古籍整理、出版和研究利用，以及

"保护为主、抢救第一、合理利用、加强管理"的方针。2009年《国务院关于扶持和促进中医药事业发展的若干意见》指出，要"开展中医药古籍普查登记，建立综合信息数据库和珍贵古籍名录，加强整理、出版、研究和利用"。《中医药创新发展规划纲要（2006—2020）》强调继承与创新并重，推动中医药传承与创新发展。

2003～2010年，国家财政多次立项支持中国中医科学院开展针对性中医药古籍抢救保护工作，在中国中医科学院图书馆设立全国唯一的行业古籍保护中心，影印抢救濒危珍本、孤本中医古籍1640余种；整理发布《中国中医古籍总目》；遴选351种孤本收入《中医古籍孤本大全》影印出版；开展了海外中医古籍目录调研和孤本回归工作，收集了11个国家和2个地区137个图书馆的240余种书目，基本摸清流失海外的中医古籍现状，确定国内失传的中医药古籍共有220种，复制出版海外所藏中医药古籍133种。2010年，国家财政部、国家中医药管理局设立"中医药古籍保护与利用能力建设项目"，资助整理400余种中医药古籍，并着眼于加强中医药古籍保护和研究机构建设，培养中医古籍整理研究的后备人才，全面提高中医药古籍保护与利用能力。

在此，国家中医药管理局成立了中医药古籍保护和利用专家组和项目办公室，专家组负责项目指导、咨询、质量把关，项目办公室负责实施过程的统筹协调。专家组成员对古籍整理研究具有丰富的经验，有的专家从事古籍整理研究长达70余年，深知中医药古籍整理研究的重要性、艰巨性与复杂性，履行职责认真务实。专家组从书目确定、版本选择、点校、注释等各方面，为项目实施提供了强有力的专业指导。老一辈专家的学术水平和智慧，是项目成功的重要保证。项目承担单位山东中医药大学、南京中医药大学、上海中医药大学、福建中医药大学、浙江省中医药研究院、陕西省中医药研究院、河南省中医药研究院、辽宁中医药大学、成都中医药大学及所在省市中医药管理部门精心组织，充分发挥区域间互补协作的优势，并得到承担项目出版工作的中国中医药出版社大力配合，全面推进中医药古籍保护与利用网络体系的构建和人才队伍建设，使一批有志于中医学术传承与古籍整理工作的人才凝聚在一起，研究队伍日益壮大，研究水平不断提高。

本着"抢救、保护、发掘、利用"的理念，该项目重点选择近60年未曾出版的重要古医籍，综合考虑所选古籍的保护价值、学术价值和实用价值。400余种中医药古籍涵盖了医经、基础理论、诊法、伤寒金匮、温病、本草、方书、内科、外科、女科、儿科、伤科、眼科、咽喉口齿、针灸推拿、养生、医案医话医论、医史、临证综合等门类，跨越唐、宋、金元、明以迄清末。全部古籍均按照项目办公室组织完成的行业标准《中医古籍整理规范》及《中医药古籍整理细则》进行整理校注，绝大多数中医药古籍是第一次校注出版，一批孤本、稿本、抄本更是首次整理面世。对一些重要学术问题的研究成果，则集中收录于各书的"校注说明"或"校注后记"中。

"既出书又出人"是本项目追求的目标。近年来，中医药古籍整理工作形势严峻，老一辈逐渐退出，新一代普遍存在整理研究古籍的经验不足、专业思想不坚定等问题，使中医古籍整理面临人才流失严重、青黄不接的局面。通过本项目实施，搭建平台，完善机制，培养队伍，提升能力，经过近5年的建设，锻炼了一批优秀人才，老中青三代齐聚一堂，有效地稳定了研究队伍，为中医药古籍整理工作的开展和中医文化与学术的传承提供必备的知识和人才储备。

本项目的实施与《中国古医籍整理丛书》的出版，对于加强中医药古籍文献研究队伍建设、建立古籍研究平台，提高古籍整理水平均具有积极的推动作用，对弘扬我国优秀传统文化，推进中医药继承创新，进一步发挥中医药服务民众的养生保健与防病治病作用将产生深远影响。

第九届、第十届全国人大常委会副委员长许嘉璐先生，国家卫生计生委副主任、国家中医药管理局局长、中华中医药学会会长王国强先生，我国著名医史文献专家、中国中医科学院马继兴先生在百忙之中为丛书作序，我们深表敬意和感谢。

由于参与校注整理工作的人员较多，水平不一，诸多方面尚未臻完善，希望专家、读者不吝赐教。

国家中医药管理局中医药古籍保护与利用能力建设项目办公室

二〇一四年十二月

许 序

"中医"之名立，迄今不逾百年，所以冠以"中"字者，以别于"洋"与"西"也。慎思之，明辨之，斯名之出，无奈耳，或亦时人不甘泯没而特标其犹在之举也。

前此，祖传医术（今世方称为"学"）绵延数千载，救民无数；华夏屡遭时疫，皆仰之以度困厄。中华民族之未如印第安遭染殖民者所携疾病而族灭者，中医之功也。

医兴则国兴，国强则医强。百年运衰，岂但国土肢解，五千年文明亦不得全，非遭泯灭，即蒙冤扭曲。西方医学以其捷便速效，始则为传教之利器，继则以"科学"之冕畅行于中华。中医虽为内外所夹击，斥之为蒙昧，为伪医，然四亿同胞衣食不保，得获西医之益者甚寡，中医犹为人民之所赖。虽然，中国医学日益陵替，乃不可免，势使之然也。呜呼！覆巢之下安有完卵？

嗣后，国家新生，中医旋即得以重振，与西医并举，探寻结合之路。今也，中华诸多文化，自民俗、礼仪、工艺、戏曲、历史、文学，以至伦理、信仰，皆渐复起，中国医学之兴乃属必然。

迄今中医犹为国家医疗系统之辅，城市尤甚。何哉？盖一则西医赖声、光、电技术而于 20 世纪发展极速，中医则难见其进。二则国人惊羡西医之"立竿见影"，遂以为其事事胜于中医。然西医已自觉将入绝境：其若干医法正负效应相若，甚或负远逾于正；研究医理者，渐知人乃一整体，心、身非如中世纪所认定为二对立物，且人体亦非宇宙之中心，仅为其一小单位，与宇宙万象万物息息相关。认识至此，其已向中国医学之理念"靠拢"矣，虽彼未必知中国医学何如也。唯其不知中国医理何如，纯由其实践而有所悟，益以证中国之认识人体不为伪，亦不为玄虚。然国人知此趋向者，几人？

国医欲再现宋明清高峰，成国中主流医学，则一须继承，一须创新。继承则必深研原典，激清汰浊，复吸纳西医及我藏、蒙、维、回、苗、彝诸民族医术之精华；创新之道，在于今之科技，既用其器，亦参照其道，反思己之医理，审问之，笃行之，深化之，普及之，于普及中认知人体及环境古今之异，以建成当代国医理论。欲达于斯境，或需百年欤？予恐西医既已醒悟，若加力吸收中医精粹，促中医西医深度结合，形成 21 世纪之新医学，届时"制高点"将在何方？国人于此转折之机，能不忧虑而奋力乎？

予所谓深研之原典，非指一二习见之书、千古权威之作；就医界整体言之，所传所承自应为医籍之全部。盖后世名医所著，乃其秉诸前人所述，总结终生行医用药经验所得，自当已成今世、后世之要籍。

盛世修典，信然。盖典籍得修，方可言传言承。虽前此 50 余载已启医籍整理、出版之役，惜旋即中辍。阅 20 载再兴整理、出版之潮，世所罕见之要籍千余部陆续问世，洋洋大观。

今复有"中医药古籍保护与利用能力建设"之工程，集九省市专家，历经五载，董理出版自唐迄清医籍，都 400 余种，凡中医之基础医理、伤寒、温病及各科诊治、医案医话、推拿本草，俱涵盖之。

噫！璐既知此，能不胜其悦乎？汇集刻印医籍，自古有之，然孰与今世之盛且精也！自今而后，中国医家及患者，得览斯典，当于前人益敬而畏之矣。中华民族之屡经灾难而益蕃，乃至未来之永续，端赖之也，自今以往岂可不后出转精乎？典籍既蜂出矣，余则有望于来者。

谨序。

第九届、十届全国人大常委会副委员长

许嘉璐

二〇一四年冬

王 序

中医学是中华民族在长期生产生活实践中，在与疾病作斗争中逐步形成并不断丰富发展的医学科学，是中国古代科学的瑰宝，为中华民族的繁衍昌盛作出了巨大贡献，对世界文明进步产生了积极影响。时至今日，中医学作为我国医学的特色和重要医药卫生资源，与西医学相互补充、相互促进、协调发展，共同担负着维护和促进人民健康的任务，已成为我国医药卫生事业的重要特征和显著优势。

中医药古籍在存世的中华古籍中占有相当重要的比重，不仅是中医学术传承数千年最为重要的知识载体，也是中医为中华民族繁衍昌盛发挥重要作用的历史见证。中医药典籍不仅承载着中医的学术经验，而且蕴含着中华民族优秀的思想文化，凝聚着中华民族的聪明智慧，是祖先留给我们的宝贵物质财富和精神财富。加强对中医药古籍的保护与利用，既是中医学发展的需要，也是传承中华文化的迫切要求，更是历史赋予我们的责任。

2010 年，国家中医药管理局启动了中医药古籍保护与利用能力建设项目。这既是传承中医药的重要工程，也是弘扬优秀民族文化的重要举措，不仅能够全面推进中医药的有效继承和创新发展，为维护人民健康作出贡献，也能够彰显中华民族的璀璨文化，为实现中华民族伟大复兴的中国梦作出贡献。

相信这项工作一定能造福当今，嘉惠后世，福泽绵长。

国家卫生和计划生育委员会副主任

国家中医药管理局局长

中华中医药学会会长

王国强

二〇一四年十二月

马 序

新中国成立以来，党和国家高度重视中医药事业发展，重视古籍的保护、整理和研究工作。自 1958 年始，国务院先后成立了三届古籍整理出版规划小组，分别由齐燕铭、李一氓、匡亚明担任组长，主持制定了《整理和出版古籍十年规划（1962—1972）》《古籍整理出版规划（1982—1990）》《中国古籍整理出版十年规划和"八五"计划（1991—2000）》等，而第三次规划中医药古籍整理即纳入其中。1982 年 9 月，卫生部下发《1982—1990 年中医古籍整理出版规划》，1983 年 1 月，中医古籍整理出版办公室正式成立，保证了中医古籍整理出版规划的实施。2002 年 2 月，《国家古籍整理出版"十五"（2001—2005）重点规划》经新闻出版署和全国古籍整理出版规划领导小组批准，颁布实施。其后，又陆续制定了国家古籍整理出版"十一五"和"十二五"重点规划。国家财政多次立项支持中国中医科学院开展针对性中医药古籍抢救保护工作，文化部在中国中医科学院图书馆专门设立全国唯一的行业古籍保护中心，国家先后投入中医药古籍保护专项经费超过 3000 万元，影印抢救濒危珍、善、孤本中医古籍1640余种，开展了海外中医古籍目录调研和孤本回归工作。2010年，国家财政部、国家中医药管理局安排国家公共卫生专项资金，设立了"中医药古籍保护与利用能力建设项目"，这是继1982～1986年第一批、第二批重要中医药古籍整理之后的又一次大规模古籍整理工程，重点整理新中国成立后未曾出版的重要古籍，目标是形成并普及规范的通行本、传世本。

为保证项目的顺利实施，项目组特别成立了专家组，承担咨询和技术指导，以及古籍出版之前的审定工作。专家组中的许多成员虽逾古稀之年，但老骥伏枥，孜孜不倦，不仅对项目进行宏观指导和质量把关，更重要的是通过古籍整理，以老带新，言传身教，培养一批中医药古籍整理研究的后备人才，促进了中医药古籍保护和研究机构建设，全面提升了我国中医药古籍保护与利用能力。

作为项目组顾问之一，我深感中医药古籍保护、抢救与整理工作的重要性和紧迫性，也深知传承中医药古籍整理经验任重而道远。令人欣慰的是，在项目实施过程中，我看到了老中青三代的紧密衔接，看到了大家的坚持和努力，看到了年轻一代的成长。相信中医药古籍整理工作的将来会越来越好，中医药学的发展会越来越好。

欣喜之余，以是为序。

中国中医科学院研究员

马继兴

二〇一四年十二月

校注说明

《咽喉论》系清代医家逯南轩辑。逯南轩，济南人，约生活于乾隆年间，具体生平不详。

本书内容短小精炼，简单实用，便于指导临床治疗。刊行后几经翻刻，现存版本有 3 种。此次整理，因道光二十七年（1847）恒益堂刻本内容完整无缺，文字清晰，现存版本中刊刻年代较早，故为底本，以道光二十七年（1847）叶圭礼刻本为主校本，光绪八年（1882）状元第庄刻本为参校本。

校注整理遵循以下原则：

1. 采用简化字横排，用新式标点，并按内容进行分段。

2. 原书中"右"表示上文者径改为"上"。

3. 凡底本中的繁体字、俗字、异体字，以现代简化字律齐，不出校记。

4. 对古体字，凡能明确其含义者，均以今字律齐。

5. 对疑难冷僻字词加以注音和解释。

6. 原书中双行小字夹批，采用楷体字，不出校记。

7. 底本目录与正文略有出入，按正文实际内容修改。

8. 底本首页下"咽喉论"有"济南逯南轩辑"字样，删去。

序

余性嗜古书，凡一编半简，目所未睹者，每自抄录，藏之篋笥。夫以不费之工，贮以备一时之需，亦竹头木屑①之意也。至于医方等书，尤为汲汲。同邑南轩逮君，业精岐黄，采集良方。癸卯夏，以所藏《咽喉论》一编出而示余，义理精切，详略得当，遂欣然录之，已阅二载余矣，然未尝取以试人。平陵二尹②瑞峰金公，与余订晨夕交③。乙巳春莫④，闻公忽患喉闭，猝不能支。因忆及前所录方，急取试之，觉喉中咯咯有声，渐能下滴水，于是按方授剂，不两日而霍然。初何意神效之若是耶？噫！天壤间病者不少，一昼一夜，不知凡几。盖由春温秋肃，时气流行，稍不得其正者，或应寒而热，应热而寒，感之而不能御，袪之而不能速。然他病尚属有待，惟咽喉一疾，刻不可缓，药石、针灸之稍迟，而性命即悬之呼吸，可不惧

---

① 竹头木屑：比喻可利用的废物。典出《晋书·陶侃传》。
② 二尹：明清时期对县丞或同知的别称。县丞和同知分别是知县、知府的副职，所以称为二尹。
③ 晨夕交：忘年交。
④ 莫：同"暮"。

哉？每见穷乡荜户①，昏夜病发，延治不及，举室茫然者有之，不得已而委之于命，良可哀已。海内咽喉方相传甚夥②，而求其立有奇验者颇少，故余之秘诸箧笥，窃亦有鉴于斯耳。今公以是方验，余不忍终秘不宣，因付攻木氏③，俾传其方，即使穷乡荜户之人，亦咸得按方而治之，夫何虑药饵之误投哉？缘为序。

乾隆乙巳春三月上澣④济南汪镛题于靖献堂之西舍

---

① 荜（bì 毕）户：贫苦人家。
② 夥（huǒ 伙）：多。
③ 攻木氏：指刻工。
④ 上澣（huàn 换）：上旬。澣，同"浣"。

目 录

咽喉论

咽者，嚥①也，咽所以嚥物；喉者，候也，喉所以候气。咽则接三脘以通胃，喉有九节，通五脏以系肺，虽曰并行，各有司主，以别其户也。盖咽喉之证，皆由肺胃积热甚多，痰涎壅盛不已，致清气不得上升，浊气不得下降，于是痰热之症见焉。吾见壅盛郁于喉之两旁，近外作胀，以其形似飞蛾，其症有单有双，每发于喉旁，红肿有脓，头起尖似乳，一边有者谓之单蛾，两边有者谓之双蛾。或曰在左者肺病，在右者胃病，总因食热毒而得也。肺病者当用黄芩、山栀、贝母、元参、连翘、花粉等剂，胃病者当用竹叶、石膏、三黄、甘草、桔梗等剂。此分治之大法也。设或差②小者名喉闭，痰盛者名喉痹。二者之发，咽喉肿闭，水谷难入，痰涎壅盛，危似风烛，先以醋漱口内，去其风痰一二碗，然后用吹药化尽老痰，加硼砂、冰片、元明粉之类，此开闭之法也。设或结于舌下，舌下复生一小舌，名曰子舌、重舌，结于舌下，两旁肿者，谓之木舌、胀舌。热结于咽喉，肿于喉外，且痒且麻，又胀又大，名曰缠喉风，治宜防风通圣散或大承气汤

---

① 嚥（yàn 燕）：吞食。底本表此义的"咽""嚥"二字混用，以下统一作"咽"。

② 差（chā 插）：稍微，比较。

及雪里青草药皆可。亦有暴发暴死者，名曰走马喉痹，其名虽殊，火则一也。夫少阴君火，心主之脉，少阳相火，三焦之脉，此二经之脉并络于喉，故经云一阴一阳发为喉痹者此也。由于气热内盛则为结，结则肿胀，肿胀既盛，咽喉闭塞不通者，死兆也。其症咽嗌干痛，喉咙作肿，饭不可咽，物不可吞，水谷难入，入则反从鼻孔出，故曰喉闭，皆少阴君火之所为也，少阳相火之所使也。经曰甚者从之，又曰龙火者以火逐之。然古人之治喉症，多用甘桔汤调治，使缓其气而火可治也。或用甘草、薄荷、白矾为末，井花水调漱，先治其痰积，始可用硼砂、冰片、元明粉、甘草、白矾为细末，吹入喉中，降火清痰亦妙。按咽喉之症，未有不由肺胃二经为病也。盖肺主气，阴阳所自流行，此为生生不息之神机动作之处，物我莫不由之而寄生也。惟嗜欲无节，劳苦驰走，或暴怒无舒，郁结生痰，致水不升、火不降，水愈涸而火愈炽，金被火烁则咽嗌干燥，火热壅盛则肿胀生疡。近于上者谓之飞蛾，近于下者谓之喉闭，喉痹近于舌本者谓之木舌、子舌，近于喉嗌者谓之喉风、缠喉风，八者名虽不同，无非热也。

　　两引经训，明明有当用热药者，是必详参脉证。《景岳全书》云：喉症虽多由火，而复有非火证者。盖火有真假，实火可清，真火证也，虚火不宜清，水亏证也。且复有阴盛格阳者，即真阴证。又曰：真阴亏损者，肾中之虚火证也，非壮水不可，六味丸主之，甚者阴八味。又有火虚于下而格阳于上，此无根之火，即肾中之真寒证也，非温补命门不可，镇阴煎为上，阳八味次之，或用蜜附子含嚼亦妙。镇阴煎用熟地、牛膝、炙草、泽泻、肉桂、熟附。

此书用药专主寒凉，因参摘景岳书数行，藉以开人见解。总之，实火必有火脉、火证，虚火必有寒脉、寒证。寒脉则缓弱小，火脉则滑而数，浮中沉皆有力，两脉尤于肾命，见之寒证，喉内皮肉淡白，大便或泻或溏①，小便清，口不渴，畏寒，火证反是。

① 溏：原作"糖"，据文义改。

看　法

凡喉内有红丝红光，或水肿紫色，或有块者，皆可医治。单肿胀为喉痈，有块垒头尖白色者为乳蛾，两边有者为双蛾。面红肿胀，唇肿如卧蚕，耳聋耳痛，头痛，手臂肩膊痛，可喜；若心痛，面白无光，头重如坠石，不知痛痒者，不治。但除缓症缠喉风，余皆可速愈。喉痈之类，脓足要出，亦要量其人，元气虚弱者数日必出，壮实者五六日必出。须知出脓，口中定然热臭，大约三日见形，四五日热退势定，早医可散，不至出脓。先寒热后见形，其症虽轻必重；先见形后寒热，虽重必轻。总之，凶症无有不从寒热而生，或寒热一日见形者，或寒热四五日见形者，大约寒热多者，其症必重，此要诀也。治之愈缓，后来无患，一医即好，恐不能安。寒热几日见形者，医几日好。一发寒热，夜间骤起者必凶。要知喉症日轻夜重，不必惊惶。凡看喉痈，喉咙上下，形如细疖，红肿疼痛，急用青药吹五六管、黄药三四管_{出脓腐烂者，吹用紫药，断不宜青黄二方}，放出热痰，随用鹅翎搅去稠痰，即时喉中宽快，病势稍减，再用滴醋和温汤调匀，令病人含汤漱口，须要靠着肩背仰首漱之，吐出再漱，不可间断，漱后吹药，亦不宜间断，若醋汤冷，再换热者，后用煎剂。

桔梗　甘草　荆芥　防风　薄荷　花粉　银花　川贝

连翘　黑栀

　　加葱头三个，水煎服。

　　如大便不通，第二剂用降火之法下之，以泄其火。

　　大黄　石膏　黄芩　元参　生地　连翘　黑栀　银花
花粉　甘草　桔梗

　　加灯心二十寸，水煎服。

　　此书咽喉病专指为热毒，故立方概用寒凉，窃以由于
热者十之八九，主于寒者亦十之一二，世间无一病不有寒
热二证，无一症不当分寒热施治，生死反掌，未可偏执。

因症立名因名立方十四①段

如轻症，只用丝绵扎箸头上，搅去热痰可也。如治双蛾、喉痈左右两傍②红肿，急用黄药吹入八九管，后单用青药，多加冰片吹之，后将鹅翎搅去痰，醋汤咯。

如锁喉风，喉咙无块垒，单有紫红丝缠绕，气不能通，故名锁喉风。急用青药多加冰片、灯草灰吹之，次将丝绵搅去热痰，再用醋汤漱数次，不必多漱，煎药照前。

《医通》又云：喉旁两块大如鸡卵，为锁喉风，用土牛膝捣汁和米醋蘸搅喉中。

如遇缠喉风，头项如斗大，色白无光泽，喉内痛不可忍，并无红紫形色，急用青药吹四五管，黄药六七管，再用鹅翎搅喉内。如痰难出，将桐油脚以鹅翎蘸搅之。如痰再不出，用元明粉泡汤漱之，漱时仰着头，其痰即出。刻刻要漱，刻刻要吹，再用煎药清痰降火。

防风　荆芥　川芎　白芷　花粉　薄荷　连翘　黄芩黑栀　甘草　桔梗

色白便是阴毒，若再见脉沉迟细弱，大便不坚，小便不热，似不宜用元明粉之寒凉。

如此医治，痰终不出，虽卢医扁鹊莫救也，倘命不

---

① 十四：原作"四"，据目录改。
② 傍：同"旁"。

绝，传变于肩背及两手与耳痛，可生之兆也，或二七或三七，可保无虞矣。

第一治缠喉风，其症项如头大，色白无光泽，或赤而兼暗色，喉内痛不可忍，并无形状者，宜用黄药七分，青药三分，吹九管为一次，滤去稠痰，再用鹅翎搅去老痰。倘痰难出，以鹅翎蘸桐油搅之。如再不出，用元明粉泡汤咯之。用上数法，痰不出者，必死矣。

曾治一人，先一日寒热大作，次日骤发喉风，饮食少进，少时汤水难入，头如斧劈，用黄药八分，青药二分，徐徐吹之，痰涎即出。渐渐头大如斗，寒热微作，服升阳散火之剂而愈。

锁喉风，形如缠喉而稍轻，喉间微有紫红色缠绕，气不能通，故名锁喉。急用青药兼黄药，多加灯心灰吹之。其势稍退，方可用化痰祛风之剂。其症耳聋、头痛、微发寒热者轻；胸胁痛或心痛、寒热大作无休歇者，难治。

脚根喉气风，先寒热四五度，脚根忽发红肿疼痛，次日脚根不红肿，忽喉间疼痛难忍，红肿如紫糖色。急服化痰消毒之剂，以青药为主，多加冰片、灯心灰，兼用黄药吹之，其肿自消。若毒传于心，即发心痛者，不治。

喉癣形如秋海棠叶背，红丝缠喉间，痰在喉中，咯不出、咽不下，饮食可入，寒热往来，微渴，两寸脉弦而数，小便微赤，咳嗽微喘。宜用青药少紫药多，终日徐徐吹嚯，再用膏子药频频咽下，内服化痰清热滋阴之剂，切不用大寒之药，再服滋阴地黄丸，可为全妥，不医亦不甚急。若发大寒大热，声哑者不治。此症多发于不足之人，最难治。宜戒腥、羶、酒、面、姜、椒、茄子，一切辛热煿炙之物，绝欲为主，若不守禁戒，服药无益。

喉痈生在喉内，形如痈疖，在喉上者为上关喉痈，在喉下者为下关喉痈，在于喉中间者为骑关喉痈。若先寒热而后见形者重，若见形而后发寒热者轻，大约形与寒热俱发者，不轻不重之症也。在上未破者，黄药六分，青药四分，合而吹之；已破者，紫药多青药少，合而吹之_{后紫药注}腐烂者不可用，青黄二药多少字宜留心。在中未破者，青药多黄药少，合而吹之；已破者，用紫药吹之。若余毒未尽，宜用荆芥、防风、银花、牛蒡子、桔梗、甘草之类。在下者曰下关喉痈，药所不能到，宜用蜜调药，徐徐咽之，急用青药重气吹之喉下，将鹅翎搅去风痰，内服化毒清热之剂。如火盛脉洪，多加生石膏末；若大便闭，宜用大黄下之；若气血两虚，只宜养血清热。经云：血盛则火自降，清热则风自除。三关之症，三四日治者易消，五六日治者有清脓。

双喉痈，喉之两旁红肿如痈疖，故名双喉痈，比前三关之痈，其毒更甚。初起宜用黄药吹之，至八九管后，只用青药多加玉蟾丹、冰片，稍用牛黄，频频吹之，再将鹅翎及丝绵笔搅去风痰，内服清肺化毒降火之剂。若火甚，急用三黄石膏汤，其火自降，其痰自消。倘六七日后，其痈若有脓，宜服皂角针、山甲、银花、僵蚕之类，服一二剂，待出脓之后，多用紫药吹之，立可收功。若痰不出，不治。

悬痈，在上腭如小疖。红肿未破，黄药吹之；已破，青药兼紫药吹之。

舌根痈，在舌之左右或喉下，在右则右肿，在左则左肿，在下喉间舌根肿。未破，黄药多青药少，合而吹之；已破，青药少紫药多，合而吹之。内服黄连解毒汤，其肿自消。若七八日后，有脓不能出者，用山甲、角刺、银花之类，煎服一二剂，脓自出矣。出脓之后，切不可用黄药、青药吹之，用紫药吹之一二日全愈。忌食鸭蛋、腥、羶、辛热之物，若吃鸭蛋等物，其舌终有牵绊。

乳蛾，即喉蛾，形如飞蛾，头尖色白，故名乳蛾，或左或右。左右俱生即名双蛾，生一边者名单蛾。有连珠蛾，生在喉旁，连发四五枚，此朝发暮重，至来朝即难治矣。以上诸蛾，须用芦刀点破以泄火毒，用青药八分，黄药二分，吹之立效，迟则不救。

点破之法，去毒最捷，但不可用于小舌、重舌上。

紫胀舌，舌色如紫糖，肿胀烂碎，臭不可近，饮食难进，寒热往来。用紫药吹五六日后，入珍珠末少许吹数日，大约半月可愈。五六日不可用珍珠，恐结靥太早，毒气不尽故也。宜服黄连解毒汤。切不可饮酒、洗浴及食椒、姜、茄子一切辛热之物，喉症俱忌。木舌硬如木，不能转动，略痛微麻，但用黄药吹之；舌可转动，宜用青药吹之；肿处略有破碎，宜用青药合紫药吹之。若满舌破裂、肿胀难食，即紫胀舌也，以紫药多加珍珠末、冰片吹之，神效。

重舌，谓舌下复生一小舌，轻者不寒热，不甚肿胀，言语颇难，甚则舌本短缩。重舌日长大，大约长半寸许，不能言，寒热大作。单用黄药吹之，内服黄连解毒汤，其重舌自消。切不可用刀针出血，恐肉僵硬不能收，难吹药味耳。重舌上尖生白衣，日久方生，须用银针刮去白衣，方可吹药。

莲花舌，生在舌根下，形若鸡舌，尖起四五枚，世人偶一生之，百无一活。先用黄药吹之，后用黄连解毒汤服五六剂，再用蜜药频频调服，其舌尽消为度。

论死症诀

凡喉中骤起痛甚，全无形色，声如雷鸣，或如拽锯，或喜坐低处，或痰多不能吐出，或全无痰者，或痰吐升斗者，或面无光泽，或唇青足冷，六脉皆沈①，或口干欲饮，冷水不歇，或心痛、胁痛，或小便疼痛者不妨，或症未减而咬牙，宽容得三指下者，或面如茄色，或痰如桃胶，或腮穿齿落者，病愈后或胁痛，或浑身筋骨如刀刺，色白无光泽，肿处坚硬如石者不治，不痛者不治。或伤寒后两颐发肿，口中腐烂，臭不可闻，或小腹疼，口疳形如豆干、橘囊或风菱壳色，口中烂甚，善食坚物，或枭痒②不疼痛，或淡血水常溺，或疟后两颐肿胀，色白如馒头，或痧痘后口疳腐烂，臭不可闻，此天命也。

---

① 沈：同"沉"。
② 枭痒：指痒的程度剧烈，非常痒。枭，一种恶鸟，常借喻猛恶、凶猛。

炼玉丹法

　　将上好白矾打如豆大，投镕银罐内，约少半罐；待镕尽，再投马牙硝，较矾二分之一；待镕尽，以前法渐渐投下，满罐为度。镕时切不可搅动，待药尖起，用瓦覆之，加武火烧至半炷香，即将牛黄少许，研细末，用水五六匙调和，以匙挑滴罐内药上，烧干退火，取出，觅干净地，将绵纸铺地，以药罐合覆纸上，用砖压之，过七昼夜取出，听用。煅①时，火候初宜缓，待药将及半罐，要用武火。上面轻松者，入吹药用，脚下者，入蜜调药用，愈久愈佳。

---

① 煅（xiā 虾）：热，干。

青药方

治一切喉症，清火消痰。

薄荷六钱，晒干，研细末，以不落水者为佳　青黛六分，上好者。青黛性咸寒，寒证除之，可换僵蚕一钱，玉丹不必加　灯草灰七分，多用为贵　百草霜少许。百草霜即釜底烟煤，性辛温　冰片三分六厘　甘草一钱

以上六味俱研极细末，临时入玉丹四钱。上诸药必须临时配合，不可预合，恐反潮泄气。春夏薄荷多用，玉丹少用，秋冬反是。

黄药方

治一切喉症，牙关紧闭，肿胀未破，痰涎难出。若有脓未破，吹之立破；未成而红肿者，吹之立散。但破溃之症，切不可吹，此乃开关破肿之要药也。

僵蚕二条，将水洗净，瓦上慢火炙之至酱色为度，须要细直腹小者为佳，粗大者不可用，折断无筋而坚实者尤佳，研极细末，听用 蒲黄四钱，筛细末，生用 牙皂二条，坚小者佳，去两头，炙至光亮，以脆为度 马牙硝六钱，生用，牙硝大寒，寒证除之，可换苏薄荷六钱，加冰片三分。

以上四味共研细末，此可预合，可以久远，惟冰片临时加入。

红药方

治喉风。

硼砂一钱　雄黄三钱　枯矾一钱，风寒闭者不宜，枯矾酸敛
冰片三分　僵蚕十条　劈砂少许　马牙硝三钱，寒证除牙硝，火
证宜之

上七昧研细末，吹之。

紫药方

治一切喉症腐烂者，青黄二药切不可用，以笔搅去口内腐肉，然后吹之。

儿茶一钱　龙骨一钱，煅　甘草一钱　香白芷二钱，用坚白细小者佳　薄荷五钱　冰片一钱五厘，临时加入

以上六味研极细，听用。再用黄柏片子黄柏大寒，寒证不宜、甘草节、荆芥各等分，将甘草、荆芥煎汁，浸洗黄柏，全无苦味取出，瓦上漫火炙至金黄色，焦者拣去，入白蜜汤中漉过一次，晒脆，研细末，入紫药内，每钱加入四分，临用冰片即些须多加亦妙。

内外方治总旨

　　大约一切蛾喉，及喉闭喉痈，锁喉缠喉，以青药为主，黄药为使。凡遇内外牙咬用黄药；木舌亦用黄药；若舌可转动，又兼用青药；重舌、莲花舌俱用黄药；走马牙疳、漏牙疔用紫药，以其能生肌长肉也。总之，吹药之功固然神效，而缴痰吊注又须细心耐烦，不可浮躁轻忽。再凡喉症，口不能开，舌不能动，肿处如朱砂，痰涎难出，用黄药八分，青药二分合而吹之，倘痰涎易出，肿处微红，用黄药四分，青药六分合而吹之。轻症青药多，黄药少，重症黄药多，青药少，临时须要活用。总之，喉症凶极黄药为主，腐烂者紫药为主，内服清热化毒之剂。若大便不通，急用大黄、石膏通之，此沸釜抽薪之法也。

　　喉症凶极黄药为主，腐烂者紫药为主，二语简要。

吹药法

临时吹药，以五六管为一次，或二三管为一次，听医者自裁。但落末一管直对中喉，重吹一吹，随即收管，令患者低头开口，溜出痰涎，此要法也。

分症用药

凡喉症先寒后热，多用柴胡；先热后寒，多用黄芩。头痛、眼眶痛，先宜发散。大小便不通，宜行喉中壅塞，用元明粉泡汤吊痰为先。面色淡白或唇无血色，宜从养。虽用降火之药，不宜太寒，虽火证亦不宜太寒，盖散火降火之剂，骤用黄连、石膏，恐伤元气，使毒不散，反变他症。虽有风寒，亦不宜多用升麻、麻黄，恐痰火毒气上升，反致喉中肿胀。虽用大黄、芒硝，亦要量人虚实，未成功时，不可骤用山甲、角刺、僵蚕之类。大约寒热温凉俱缺，不得甘草、桔梗。老年气血两虚_{未老而气血虚者，亦此法}，内服清热养血之剂，但不可用当归。当归乃外科之神药，惟喉最忌，以其味辛故耳。独于伤寒之后，咽喉肿胀疼痛，略用无妨。此用药之要诀也。

篇内寒热温凉二语，显见不专是火证。

云清热养血，乃阴虚火上，宜二地、二冬、六味等药。至气虚甚者，景岳云或攻击伤胃，劳倦伤胃，中气大损，脉浮而散或弱而涩速，以独参汤救其肺绝，迟则不及，断不可作实火治。

合药法

　　玉丹取松白者为佳，薄荷取不落水者。诸药俱宜日晒干脆，不宜火烘，恐失药性，更宜临时配合，过五日者不用。

治一切喉闭蜜调药

　　将玉丹脚研细，入薄荷末为君，玉丹为臣，灯草灰、痰见愁、甘草末、百草霜为使。先将玉丹脚、百草霜研细后，入灯草灰，再研后，再入薄荷、甘草、痰见愁，研极细末，再入冰片研匀，用白蜜调之，药配青灰色，徐徐咽下。此药治一切关下喉咙紧闭，惟恐吹药不能到耳。

梅酥方

治咽喉肿痛，去风痰神效。

南星姜制　半夏姜制　桔梗　前胡　荆芥　防风　牙皂

以上七味，各二两，为细末。再用皮硝十二两，青盐四两，明矾一两，用井水一盅钵，头煎滚入皮硝、盐、矾，待溶化，盆内乘热入大青梅一百枚，次入前药末，搅匀，临干磁瓶①收贮，不令泄气，愈陈愈妙。

此方预制，暂去皮硝，则寒热两证皆宜，果是火证，临时研末加入亦可。

---

① 磁瓶：指瓷瓶。古时河南磁州盛产瓷器，后沿袭称"瓷器"为"磁器"。

制灯草灰法

用新青竹筒一个，鸡子粗，长五六寸，去其上一隔子，留著下一隔子。将灯草一团扯碎，盛在竹筒内，以满为度，要装结实，一头用净黄泥筑上，外再用黄泥周围封好。晒干泥皮，用谷糠一斗许，将竹筒埋在中间，用火煨之，不用动，俟一宿，谷糠成烬，内灯草即成炭矣。

跋

　　夫十二经脉，惟足太阳别下项，余经莫不系于咽喉，然《内经》独言一阴一阳结为喉痹者，何也？诚以手少阴君火，手少阳三焦相火，二火独胜，则气热而内结，结甚则肿胀，胀甚则痹，痹甚则不通而死矣。考之诸方书治咽喉者，不离乎辛散咸软，去风痰、解热毒，急于治标，以咽喉为饮食关系方寸间，不容稍缓须臾也。又考仲景《伤寒论》咽喉生疮等症，每用甘桔、半夏等剂为主，是标本兼治也。是书虽稍涉于寒凉，然以五志郁火之急症不得不然，善学者精思辨论则无偏弊，庶标本一以贯之。因重付剞劂，以广其传云尔。

道光丁未秋日毗陵杨孚甲枫村氏跋

校注后记

　　自元代开始，中医分为 13 科，咽喉科独树一帜，自成一科。此前，咽喉科的相关内容多散存于历代综合性医书及外科、口齿等书中。一般认为现存最早的喉科专著是《咽喉脉证通论》，约成书于明代后期。在整个喉科发展史上，《咽喉论》是一部出现较早的喉科专书，作者逯南轩，约清乾隆年间济南人，精通岐黄之术，具体生平事迹不详。

一、成书及刊刻年代

　　本书序中，汪镛叙述刊刻此书的原由和经过："癸卯夏，以所藏《咽喉论》一编，出而示余，义理精切，详略得当，遂欣然录之，已阅二载余矣。" 1783 年，逯南轩将所藏医书赠予汪镛，两年之后，汪镛将《咽喉论》付梓刊刻。逯南轩可能是在当年著成此书或者早于 1783 年已将书稿完成，因此仅凭序中所述，很难断定《咽喉论》的成书年代是 1783 年，但可以肯定的是，乾隆乙巳年（1785）汪镛将其刊刻成书。显然《中国中医古籍总目》等目录书上注明本书"成书于 1783 年"有失妥当。应将"成书于 1783 年"表达为"刊刻于 1785 年"，更为严谨。

二、版本概况源流

　　《咽喉论》初刻本已经失传。现存最早的版本是 1847

年刊行的两个版本。一是清道光二十七年丁未（1847）秋，恒益堂重新刊刻本。一册，线装，书页高22.1cm，宽13.8cm；板框高17.7cm，宽11.9cm。每半页十行，行二十一字，白口，左右双边，单黑鱼尾。落款为"道光丁未秋日毗陵杨孚甲枫村氏跋""恒益堂朱重刊"，惜其相关内容未能获得，恒益堂与本书的关系也不能查证。二是同年沧州叶圭礼翻刻的《咽喉论》。一册，线装，书页高21cm，宽13.1cm；板框高14.8cm，宽10.9cm。每半页九行，行二十字，白口，左右双边，单黑鱼尾。叶圭礼出身于沧州南皮一个名门望族，余均不详。关于恒益堂和叶圭礼为何翻刻此书以及据何种版本翻刻，业已无从得知。至清光绪八年壬午（1882），又有《咽喉论》的重刻本问世，是恒益堂《咽喉论》重刊本、《谢氏发背对口治诀》及《云台膏方》的合刻本。一册，线装，板框高17.8cm，宽11.6cm。每半页十行，行二十一字，白口，左右双边，单黑鱼尾。此版本为"状元第庄藏板"刻本，"状元第"是一个堂号，原称"宝砚堂"，由乡魁庄柱建于康熙五十九年（1720），后来其子庄培因在乾隆十九年（1754）高中状元，遂改称"状元第"。

《咽喉论》的版本分为1847年的恒益堂重刊本和1847年的叶圭礼重刊本两大系统。恒益堂重刊本有两种，一为清道光二十七年丁未（1847）秋，与成书于道光二十年（1840）谢应材的《谢氏发背对口治诀》及《广育方》的合刻本；二是清光绪八年（1882），与道光二十年（1840）谢应材的《谢氏发背对口治诀》及《云台膏方》的合刻本。

三、馆藏现状

1. 通过查找《中国古医籍书目提要》《中国医籍考》《中国中医古籍总目》《中国分省医籍考》《全国中医图书联合目录》《中国医籍提要》等目录书，得到《咽喉论》的馆藏情状如下：

（1）清乾隆四十八年癸卯（1783）刻本，南京中医药大学图书馆藏。

（2）清道光二十年庚子（1840）刻本，上海图书馆藏。

（3）清道光二十七年丁未（1847）叶圭礼刻本，济南图书馆藏。

（4）清光绪九年癸未（1883）抄本，安徽中医药大学图书馆藏。

（5）清刻本，上海图书馆、安徽中医药大学图书馆藏。

（6）《逯南轩谢蘧乔先生医书二种》，河南省图书馆、浙江图书馆藏。

2. 经实地考察之后，有些版本已不复存在，与目录书中的记载不符，现存书籍具体分布为：

（1）清道光二十年庚子（1840）刻本、《逯南轩谢蘧乔先生医书二种》，上海图书馆藏。

（2）清道光二十七丁未（1847）刻本，南京中医药大学图书馆藏。

（3）清道光二十七年丁未（1847）叶圭礼刻本，济南图书馆藏。

（4）《逯南轩谢蓬乔先生医书二种》，安徽中医药大学图书馆藏。

（5）清光绪八年壬午（1882）状元第庄刻本、《逯南轩谢蓬乔先生医书二种》，河南省图书馆、浙江图书馆藏。

南京中医药大学图书馆所藏《咽喉论》，序前和跋后的部分已脱落，该馆根据"道光丁未秋日毘陵杨孚甲枫村氏跋"，把刊刻年代定为1847年。

上海图书馆将所藏《咽喉论》的刊刻年代定为1840年，此版本是与谢应材的《发背对口治诀论》《广育方》的合刊。通过《发背对口治诀论》的序可以断定，此书是道光二十年（1840）刊刻出版。但从《咽喉论》"道光丁未秋日毘陵杨孚甲枫村氏跋"可见，此合刻本出现在1847年，因此不能把此书的刊刻年代定为1840年。

安徽中医药大学图书馆所藏的《咽喉论》是刻本而非抄本，是与谢应材的《发背对口治诀论》《云台膏方》的合刊。此书的封面已经缺失，文中没有任何可以确定其年代的文字及标记，难以判断其年代，但通过和"清光绪八年壬午（1882）状元第庄藏板"刻本比对，发现这两本书内容版式是完全一致的。因此推断，安徽中医药大学图书馆所藏《咽喉论》也应是"清光绪八年壬午（1882）状元第庄藏板"刻本。

3. 经过纠误后，《咽喉论》的馆藏版本情况：

（1）清刻本，南京中医药大学图书馆藏。

（2）清道光二十七年丁未（1847）刻本、《逯南轩谢蘧乔先生医书二种》，上海图书馆藏。

（3）清道光二十七年丁未（1847）叶圭礼刻本，济南图书馆藏。

（4）清光绪八年壬午（1882）状元第庄刻本、《逯南轩谢蘧乔先生医书二种》，河南省图书馆、浙江图书馆、安徽中医药大学图书馆藏。

四、内容与成就

1. 著作内容

原书仅六千余字，记载咽喉部常见疾病的诊断和治疗，扼要说明咽喉疾病的病因、病机及预后，指出喉症虽多因肺胃积热，火证居多，然亦有非火之证，即虚火证。本书所涉及的咽喉疾病多为实证。

书中对疾病的诊断多通过临床症状，不同病变部位的形态、色泽诊断。对预后差的咽喉科疾病的临床症状叙述详细。

治疗方面多使用外治法，常用青、黄、红、紫四个外用方，根据不同的病证选用不同的药方，用吹药的方法直接让药物作用于病变部位，还述及两个常用的内服方。并详述药物玉丹的制作方法。

2. 学术成就

咽喉科专书的出现较晚，大约在明清之际。《咽喉脉证通论》是现存最早的喉科专书。另一部比较有影响力的喉科著作为《尤氏喉科秘书》，刊刻于 1675 年。

清乾隆以后，咽喉科疾病流行范围渐广，其传变迅速，变证凶险，医者苦无有效方法，于是众多医家开始了对咽喉疾病的研究，出现了较多的喉科专著。如张宗良的《喉科指掌》、尤存隐的《喉科浅秘》、黄用卿的《黄氏家传喉科》等，逯南轩的《咽喉论》也应运而生，均始刻于乾隆年间。

《咽喉论》与上述喉科著作相比，对于咽喉疾病的论述简略，对病因的认识是一致的，但在记载病症的诊断方法、治疗手段上更加精当。《咽喉论》记载的喉症仅 10 多种，多为常见的急性咽喉疾病，诊断咽喉疾病多据患处的形态和色泽，脉诊应用较少，治疗上多用外用方、吹药法。

总之，《咽喉论》虽然是一部咽喉科临床实用手册，记录的内容短少，简单、方便，对临床起一定的指导作用。

总 书 目

I

本　草

IV

秘珍济阴   外科真诠

黄氏女科   枕藏外科

女科万金方   外科明隐集

彤园妇人科   外科集验方

女科百效全书   外证医案汇编

叶氏女科证治   外科百效全书

妇科秘兰全书   外科活人定本

宋氏女科撮要   外科秘授著要

茅氏女科秘方   疮疡经验全书

节斋公胎产医案   外科心法真验指掌

秘传内府经验女科 片石居疡科治法辑要

儿　科　　　　　伤　科

婴儿论   正骨范

幼科折衷   接骨全书

幼科指归   跌打大全

全幼心鉴   全身骨图考正

保婴全方   伤科方书六种

保婴撮要

活幼口议   ## 眼　科

活幼心书   目经大成

小儿病源方论   目科捷径

幼科医学指南   眼科启明

痘疹活幼心法   眼科要旨

新刻幼科百效全书 眼科阐微

补要袖珍小儿方论 眼科集成

儿科推拿摘要辨症指南 眼科纂要

外　科　　　　　银海指南

大河外科   明目神验方

              银海精微补